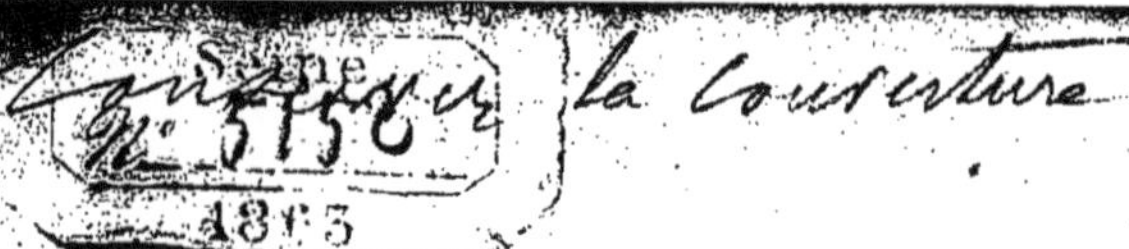

NOTICE

SUR LES

EAUX MINÉRALES

FERRUGINEUSES

DE PARIS-AUTEUIL

(Source QUICHERAT)

PAR

Le Docteur MIGON

PARIS

TYPOGRAPHIE ET LITHOGRAPHIE A. APPERT,

56, PASSAGE DU CAIRE, 56

—

1862

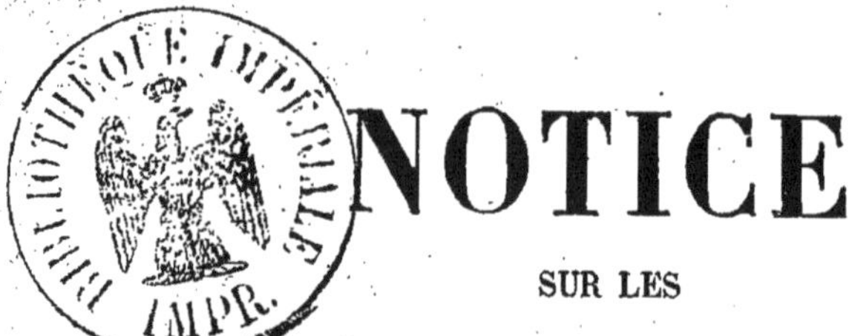

NOTICE

SUR LES

EAUX MINÉRALES FERRUGINEUSES

DE

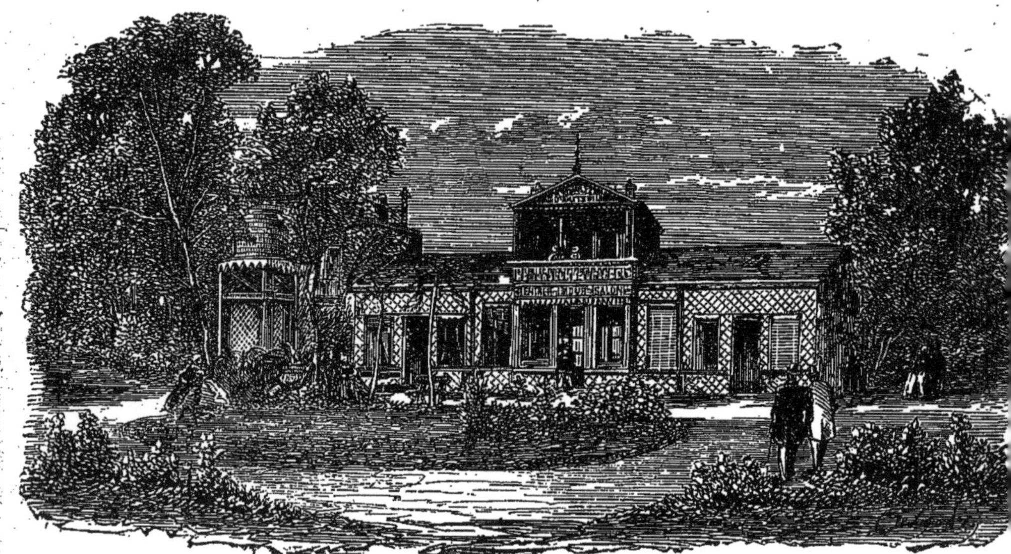

PARIS - AUTEUIL

(Source Quicherat)

PAR LE DOCTEUR MIGON

PARIS
IMPRIMERIE DE A. APPERT
Passage du Caire, 56.

1862

INTRODUCTION

Avant de commencer l'histoire des eaux sur lesquelles je désire appeler l'attention, il me semble nécessaire de faire comprendre ici l'utilité et le but que je me propose d'atteindre dans cette publication.

Tout médecin rencontre à Paris, dans sa clientèle, une foule de malades dont l'état réclamerait la médication par les eaux minérales ferrugineuses, soit comme traitement unique, soit comme cure secondaire venant s'ajouter en tant qu'adjuvant à un traitement antérieur dont il s'agit de consolider les résultats, soit enfin pour prévenir certaines diathèses et certaines asthénies graves, états morbides tout prêts à éclater si l'on ne relève la constitution et les forces des individus par une médication franchement tonique et reconstituante. Or, parmi les personnes qui nous consultent, il en est un très grand nombre qui ne peuvent, en aucune façon, aller chercher au loin le soulagement que leur procureraient certaines sources depuis longtemps célèbres par leur puissance et, le plus souvent, ordonnées par nous. Parfois, en effet, le malade, en pareil cas, objecte la difficulté d'une semblable dépense. Car, combien de gens aisés, riches même, en apparence, auxquels leurs modestes ressources ne permettent même pas de songer à la médication par les eaux minérales, médication héroïque parfois et merveilleuse dans ses résultats, mais, par malheur, toujours plus ou moins coûteuse par le voyage qu'elle nécessite. Le plus souvent, nous nous trouvons en face d'une impossibilité bien autrement grave. Nous rencontrons en effet, à Paris, une foule d'artistes, de négociants et d'employés de toutes sortes, qui ne peuvent, sans perdre leur position présente, souvent même sans compromettre ou briser leur avenir, quitter Paris d'une façon complète pour une série de vingt-cinq à trente jours. Or, ces mêmes personnes pourraient presque toujours aisément faire, au moment de la belle saison, et pendant tout le temps qu'exige une cure par les eaux minérales, le sacrifice journalier d'un certain nombre d'heures pour retrouver leur santé compromise ou perdue. Quelle joie pour ces malades (car j'ai eu souvent déjà le bonheur d'en être le témoin), de pouvoir ne quitter leurs affaires et leur intérieur que pour y revenir chaque jour, et d'obtenir ainsi la guérison de leurs maux tout en sauvegardant leurs intérêts et ceux de leur famille.

C'est à cette classe de malades intéressants et nombreux que s'adresse surtout cette brochure. Je me hâte d'ajouter, toutefois, que les eaux d'Auteuil, dont je vais tracer brièvement l'histoire, une fois mieux connues dans leurs applications, seront, j'en suis convaincu, et dans un avenir peu éloigné, plus fréquemment employées par les médecins. Peut-être même, par un de ces revirements subits que l'on observe parfois dans la pratique, deviendront-elles le rendez-vous des nombreux étrangers qui viennent chercher à Paris la santé en même temps que la distraction et le plaisir et de la population riche des nouveaux et splendides quartiers qu'on voit s'élever comme par enchantement aux environs du bois de Boulogne. Un pareil résultat ne sera certainement pas l'œuvre d'un jour, car le temps seul, aidé par de nombreuses observations et de patientes recherches, a pu consacrer la réputation et la vogue des sources minérales les plus célèbres. En attendant, tout ce que je désire ici, c'est de contribuer à vulgariser l'emploi de l'eau ferrugineuse de Paris-Auteuil, que je crois appelée à rendre de véritables services à la médecine.

APERÇU HISTORIQUE

SUR

LE VILLAGE D'AUTEUIL

Auteuil, village fameux par plus d'un souvenir, situé sur le prolongement de la colline qui borde la rive droite de la Seine, était distant d'une lieue et demie environ du centre de Paris. Ce pays, déjà connu par des chartes du douzième siècle, sous le nom d'*Altolium* ou *Autolium*, se développa rapidement, grâce à son heureuse situation.

Tous ces sites, tous ces jardins peuplés de villas, de chalets et de riches maisons de plaisance, que le voyageur parcourt aujourd'hui, étaient alors occupés par des vignobles célèbres. Les chanoines de Sainte-Geneviève, possesseurs d'une belle résidence d'été dans leur seigneurie d'Auteuil, vendaient leurs récoltes fort estimées à des évêques : au dire de Dulaure, ils en envoyaient jusqu'en Danemark. De Sainte-Foy raconte dans le même ouvrage (*Description des Environs de Paris,* par Dulaure) que les chanoines de Notre-Dame de Paris, leurs voisins de campagne, en gratifiaient leur église pour que « du » revenu il fût fait le jour de leur anniversaire, après leur mort, » un repas à quatre services. » Cette réputation nous semble aujourd'hui un peu usurpée.

Au milieu des rues actuelles, on admire l'élégant portail du treizième siècle de l'ancienne église. Là furent inhumés le fameux Nicolaï, premier Président de la Chambre des Comptes de Paris (1731) et l'illustre chancelier d'Aguesseau, l'un des plus grands et des plus irréprochables magistrats dont la France s'honore.

Ce village fut au siècle dernier le rendez-vous des gens de lettres: avant d'inspirer à Chénier sa belle élégie sur la promenade, il avait été le séjour favori de Molière, de La Fontaine et de Racine. Boileau y possédait une charmante maison qui devint plus tard la propriété de Claude Deshays Gendron, le médecin de Monsieur, frère unique de Louis XIV, aussi célèbre par sa probité que par ses talents. A cette maison se rattache le souvenir d'une anecdote assez piquante. « Dans un » dîner fait à Auteuil, où Boileau avait convié ses meilleurs » amis, le vin fit passer les convives de la joie la plus immo- » dérée aux réflexions les plus chagrines; cette triste maxime » de quelques sophistes anciens : *que le premier bonheur est* » *de ne point naître et le second de mourir promptement*, fit » prendre à tous la résolution extravagante d'aller se jeter » dans la rivière. Les cerveaux étaient exaltés par le vin, la » Seine était proche; ce projet allait s'effectuer, lorsque le » prudent Molière représenta à ces raisonneurs enivrés qu'une » action si belle ne devait pas être ensevelie dans les ténèbres » et qu'elle méritait d'être faite en plein jour, à la face de tout » Paris. Cette plaisanterie les arrêta; Chapelle, qui était de la » partie, dit en riant: *Oui, Messieurs, ne nous noyons que* » *demain matin; et en attendant, allons boire le vin qui nous* » *reste.* » (Dulaure, ouvrage cité.)

Aujourd'hui, Auteuil fait partie du seizième arrondissement de Paris : il a donc perdu en grande partie son cachet particulier et ses aspects riants et champêtres. Mais il n'en reste pas moins, pour ses habitants et surtout pour les malades, un séjour plein de charme et de repos. De plus, autour de lui se trouvent mille promenades ravissantes : ici le bois de Boulogne étale ses magnifiques allées, sa fraîche verdure, ses jolies cascades, ses lacs couverts d'oiseaux aquatiques des plus rares espèces et son île magique avec son chalet entouré de verts gazons et de fleurs toujours nouvelles ; plus loin, la petite ville de Boulogne nous montre sa coquette église, fondée en 1319 par de pieux pélerins, sur le modèle de celle de Notre-Dame de Boulogne-sur-Mer et aujourd'hui élégamment restaurée. A quelques pas de là et bordant la rive gauche de la Seine, Saint-Cloud déroule son parc si cher aux Parisiens et son palais rempli des merveilles de l'art et de l'élégance. Enfin, au bout du parc, la ville de Sèvres nous offre à visiter sa superbe manufacture sans rivale en Europe. D'un autre côté se trouvent encore une foule de stations pouvant servir chaque jour à de charmantes excursions : le Jardin d'Acclimatation, le Pré Catelan avec sa légende tragique, le château de la Muette, à Passy, tout plein encore des souvenirs de la belle et malheureuse reine Marie-Antoinette, ceux de Saint-James, de Madrid et d'autres encore. Mais je m'arrête, car j'ai hâte d'arriver au véritable sujet de cette notice.

DESCRIPTION

DE

LA SOURCE DE PARIS-AUTEUIL

Sur le bord du plateau qui domine la Seine et la route de Versailles, à dix minutes de Passy et à quelques pas du chemin de fer d'Auteuil, on rencontre une source ferrugineuse vulgairement appelée dans le pays : source Quicherat. Cette source, déjà connue, dit-on (*Guide de MM. Richard et Saint-Hilaire*), dès le commencement du XVIIe siècle, fut de nouveau mise en exploitation par Quicherat, qui en était alors propriétaire. Vers 1858, cette source passa dans les mains du propriétaire actuel, M. d'Esebeck, sous la direction duquel ont été exécutés les derniers travaux de captation et l'aménagement actuel de la source. Avant cette époque, l'eau, recueillie dans de mauvaises conditions, ne présentait, à l'examen des chimistes et des médecins, que des caractères physiques et chimiques variables et des propriétés médicales douteuses par conséquent. Maintenant, au contraire, elle est captée à son point d'émergence dans un excellent puits en maçonnerie. Au-dessus du puits s'élève une pompe, au moyen de laquelle l'eau monte par un tube en cristal pour venir alimenter la Buvette, où le sourcier est occupé à satisfaire aux demandes des malades. Un réservoir d'eau mi-

*

nérale occupe la partie supérieure de la pompe et permet d'alimenter les cabinets de bains et de douches dont nous parlerons plus tard.

Autour de la source s'étend un joli jardin anglais nouvellement planté et entouré d'une haie vive. De jeunes arbres encadrent une pelouse de gazon bordée de rosiers et de fleurs. Autour de ce gazon courent de fraîches allées de sable de rivière, bordées çà et là de petits bosquets en forme de tonnelles et garnis de siéges et de tables destinés aux buveurs d'eau, qui peuvent ainsi et selon leur caprice s'isoler ou se grouper dans les intervalles de leurs promenades. Au fond du jardin, s'élève un chalet entouré d'une allée spacieuse et parfaitement exposé au levant. Le rez-de-chaussée, tout entier destiné aux malades, comprend : un salon au milieu servant de promenoir quand le temps est pluvieux ou la saison déjà froide, et, de chaque côté, des cabinets destinés aux bains et aux douches. Autour de l'enclos et aussi loin que la vue puisse s'étendre, un paysage rempli de fraîcheur et de calme; des champs, des vergers pleins d'arbres; puis au fond, pour terminer le tableau et pour dérober aux yeux le panorama lointain de la grande ville et forcer le promeneur à l'oubli, la magnifique allée d'arbres séculaires appartenant à l'ancien parc des marquis de Boulainvilliers, devenu aujourd'hui le couvent de l'Assomption.

Tel est l'Établissement modeste, mais parfaitement approprié, fondé par le possesseur actuel de la source pour remplacer la baraque en planches un peu trop primitive et le puits en douves de tonneau de son prédécesseur Quicherat, établissement tout prêt d'ailleurs à recevoir peu à peu tous les développements qui seront jugés convenables.

PROPRIÉTÉS PHYSIQUES ET CHIMIQUES

DES

EAUX DE PARIS-AUTEUIL

Les Eaux d'Auteuil ont été rangées par les auteurs de la classification du Dictionnaire des Eaux minérales et d'Hydrologie médicale, MM. Durand-Fardel, E. Le Bret, Jules Lefort et Jules François, parmi les *Eaux ferrugineuses sulfatées*, deuxième division de la grande classe des eaux ferrugineuses. Elles proviennent des sédiments supérieurs du terrain parisien, qui s'étendent entre la craie et le calcaire grossier et se minéralisent sans doute aux dépens des argiles plastiques si riches en alun de fer ou alun de plume (sulfate double d'alumine et de fer) aux environs de Paris.

Ces eaux sont froides (+ 12° centigrades), limpides et sans odeur aucune : elles laissent dans la bouche une saveur légèrement sucrée, puis un arrière-goût franchement atramentaire. Une fois au contact de l'air libre, enfermées ou non dans des bouteilles, elles restent assez longtemps transparentes et inodores, qualité précieuse pour les malades qui emploient l'eau transportée loin de la source.

L'analyse de M. Ossian Henry, la seule qu'on possède jusqu'à présent, donne aux eaux d'Auteuil la composition suivante :

Sur 1,000 grammes :

Azote. . . . . quantité indéterminée.

Principes minéralisateurs fixes.

		grammes.
Chlorures	de magnésium . . . . / de sodium.	0,1200
Sulfates anhydres.	de chaux.	1,7400
	de strontiane.	traces.
	de magnésie	0,1100
	de soude.	0,2920
	d'alumine, potasse et ammoniaque.	0,0510
	d'alumine et de fer protoxidé . . . (sel double particulier).	0,7150
Sel de manganèse.		0,0140
Azotate de potasse.		traces.
Silice.		0,1400
Matière organique et perte.		0,0730
Principe arsenical dans le dépôt.		sensible.
	Total.	3,2550

Après avoir reproduit cette analyse, je crois inutile d'insister sur l'examen de ces eaux au moyen de la teinture de noix de Galle, au moyen des cyanures de potassium et de fer, au moyen du sulfo-cyanure de potassium et de fer. On obtiendra par l'emploi de ces moyens toutes les réactions chimiques caractéristiques des sels de fer. Je me contenterai seulement de faire remarquer ici l'heureuse variété de leur composition, et j'arrive enfin à l'étude des propriétés médicales des eaux d'Auteuil.

PROPRIÉTÉS MÉDICALES

DES

EAUX DE PARIS - AUTEUIL

> « Des jeunes filles pâles ont bu l'eau d'une fontaine coulant au milieu des sables métalliques qui contenaient des parcelles de fer, et elles ont été guéries, rappelées à la coloration de la jeunesse ; le hasard a montré les propriétés du fer dans cette maladie des jeunes filles, dans les *pâles couleurs*, le hasard et rien de plus. »
>
> (Extrait des Conférences sur l'empirisme faites à la Faculté de Médecine de Paris, par le professeur TROUSSEAU.)

On a tant écrit sur les eaux minérales ferrugineuses, depuis ces dernières années surtout, que je m'efforcerai d'abréger, autant que possible, cet important chapitre, et, pour rendre sa lecture plus facile, je crois devoir, avant tout, montrer ici la marche que je compte suivre en traitant les différentes questions contenues dans ce problème complexe de thérapeutique.

D'abord, je détaillerai chacun des éléments chimiques essentiels, dont la présence dans les eaux d'Auteuil, démontrée par l'analyse, pourra nous servir à expliquer leur efficacité, en ayant soin d'examiner en même temps le mode d'action propre à chacun de ces éléments ainsi pris à part. Cette première étude une fois faite, m'amènera tout naturellement à résumer, d'une façon générale, les propriétés curatives de ces eaux ; et alors il ne me restera plus qu'à faire l'énumération des maladies particulières dans lesquelles elles doivent être plus spécialement employées.

Je citerai enfin les sources minérales avec lesquelles la source qui nous occupe présente une certaine analogie.

1° Sulfate de fer. — Ce serait chose banale que de vouloir m'appesantir ici sur les vertus et la puissance du fer. Peu importe, comme nous le verrons tout-à-l'heure, la forme sous laquelle il est absorbé, pourvu qu'elle se prête à l'assimilation. Tout le monde sait, en effet, que les globules du sang ne sont pas autre chose, pour le chimiste, qu'une combinaison oxygénée de fer, en un mot, un véritable oxyde de fer organisé et vivant, si je puis me permettre cette expression. Aussi, lorsqu'il s'agit de reconstituer un sang appauvri, peu importe au médecin la cause première de cet appauvrissement : s'il n'a pas en face de lui une de ces diathèses pour lesquelles nous possédons un spécifique puissant, comme le mercure pour la syphilis, par exemple ; si d'ailleurs il n'y a ni danger de tubercules du côté des poumons, ni lésion organique du côté du cœur ou du système circulatoire, le médecin, dis-je, s'adresse d'emblée aux préparations martiales, et presque toujours on le voit triompher et le malade guérir. La seule chose sur laquelle je veux insister en ce moment, c'est sur l'assimilation facile du sulfate de fer qui se trouve en si forte proportion dans l'eau d'Auteuil. Contrairement à l'opinion de certains médecins, le sulfate de fer est journellement employé dans certains pays, et, quand il est convenablement administré, la tolérance des voies digestives est parfaite. Pour ma part, j'ai rencontré un très petit nombre de buveurs à la source Quicherat se plaignant d'un peu de douleurs à l'épigastre, d'un peu de pesanteur d'estomac, ou accusant quelques coliques, mais j'ai constaté que, presque toujours, les malades qui formulaient ces plaintes avaient commencé à boire dans des jours froids ou à de trop fortes doses. Pour d'autres personnes, il y avait eu oubli de la recommandation qu'on leur avait faite de se livrer toujours, au moment de l'usage de l'eau, à un exercice suffisamment stimulant. D'ailleurs, qu'il me soit permis de citer un passage de l'excellent Traité de chimie du docteur Mialhe : j'aurai donné ainsi le meilleur argument et le plus péremptoire en faveur du sel de fer que nous défendons ici : « *Fort de nos expériences et des théories qui en découlent, nous ne craignons pas de soutenir que le protosulfate de fer convenablement étendu d'eau pourrait, au besoin, tenir lieu de toutes les préparations ferrugineuses.* » (Chimie appliquée à la physiologie et à la thérapeutique, par M. le docteur Mialhe. — Voir page 318).

2° Sulfate d'alumine. — Le sulfate d'alumine est loin de jouer ici un rôle aussi important que le sulfate de fer ; néanmoins son action, en tant qu'adjuvant, est des plus favorables dans certaines maladies que l'on soigne avec succès à Auteuil. Chacun sait que, donné à dose légère, et c'est ici le cas, il jouit, à la condition d'être continué comme emploi pendant un temps suffisant, de propriétés astringentes extrêmement puissantes. Cela dit, rien n'est plus facile à expliquer que sa double action par l'usage de l'eau en boissons, en bains et injections dans les atonies compliquées d'écoulements abondants. Dans tous ces cas, effectivement, l'eau d'Auteuil, outre sa vertu reconstituante, a l'avantage d'agir sur l'élément catarrhal, et de modifier les sécrétions des muqueuses de manière à les ramener à leur état normal.

3° Sulfates de soude et de magnésie. — La présence de ces sels, en proportion assez notable, produit ici une action doublement avantageuse pour les malades. Elle empêche la constipation de survenir pendant la cure minérale, comme il advient souvent sous l'influence de certaines sources ferrugineuses bicarbonatées, et de plus, par la purgation légère qu'elle détermine, elle permet d'obtenir sans secousse la déplétion des vaisseaux par l'évacuation des matières alvines. De cette manière, le sang, par la perte de l'eau, des sels, de l'albuminose et des ferments qu'il contient, subit une véritable concentration, et aussitôt la vitalité se ranime chez les individus. A partir de ce moment, le retour de l'appétit signale l'heureuse excitation des fonctions digestives, les seules, en définitive, capables de réparer d'une manière durable les pertes de l'économie.

C'est là, selon moi, le seul mode d'action des sels dont nous venons de parler dans le cas qui nous occupe. Pourtant, je dois ajouter que certains médecins, dont le nom jouit d'une grande autorité dans la science, supposent que les sulfates de soude et de magnésie peuvent, par leur voisinage, contribuer à la tolérance de l'estomac pour le sulfate de fer.

4° Sel de manganèse. On a vanté et on vante chaque jour encore la puissance des sels de manganèse et leur rôle précieux dans une foule de graves affections. Pour le moment, je suis loin d'être édifié à cet égard, car j'ai vu certains hommes fort instruits émettre des doutes sur les vertus de ce jeune médicament. Pourtant, je dois citer ici l'opinion de M. Pétrequin, qui, après d'intéressantes observations, proclame que le manganèse est un succédané du fer, qui s'adresse comme lui à l'appauvrissement du sang. Selon cet écrivain, le premier réussit parfois là où le second avait échoué, et, chez quelques personnes, il facilite la tolérance pour ce médicament, tout en rendant son activité plus considérable.

5° Arsenic. On a rencontré ce métal dans le dépôt des eaux d'Auteuil comme dans celui de presque toutes les sources minérales ferrugineuses. Mais, sa proportion reste indéterminée dans l'analyse de M. O. Henry. Pourtant, certaines malades, affectées d'engorgement chronique de l'utérus ou des ovaires, ont guéri assez rapidement par les eaux d'Auteuil, prises à haute dose, pour que nous puissions assigner à l'arsenic une certaine part dans leurs effets.

Du reste, c'est là une question non jugée encore, mais fort intéressante, sur laquelle j'ai l'intention de revenir, s'il y a lieu, et d'une façon sérieuse, dans un autre travail.

Les principes minéralisateurs de l'eau d'Auteuil une fois passés en revue, il nous est facile, à présent, d'en déduire les propriétés médicales.

L'observation démontre en effet que, toutes les fois qu'on en fait usage pour combattre les altérations du sang par diminution du chiffre des globules ou de leur richesse en fer, ou pour détruire de graves états de faiblesse tenant, soit au lymphatisme, soit à la grossesse, soit à d'anciennes fièvres graves, on voit sous leur influence le sang reprendre sa couleur et sa plasticité. C'est là le premier phénomène qui survient : bientôt après, la chaleur et la respiration se relèvent sous l'influence de la reconstitution du liquide sanguin ; et alors, après un laps de temps fort variable, selon que l'appétit du malade s'est réveillé plus ou moins complétement, on voit les forces renaître ainsi que la gaîté et la confiance. En dernier lieu enfin, les troubles variés du système nerveux qui accompagnent presque toujours le genre d'affections qui nous occupe s'amoindrissent. Il en est de même des sécrétions morbides qui pouvaient exister du côté des muqueuses : après un traitement suffisant elles disparaissent ou s'améliorent.

La médication par les eaux d'Auteuil est donc franchement *tonique, reconstituante et astringente.* Aussi est-elle absolument contre-indiquée toutes les fois que nous avons à traiter des maladies aigües et des inflammations. Nous nous en abstiendrons aussi avec soin chez les sujets pléthoriques disposés aux congestions, aux hémorrhagies actives, et à plus forte raison chez les individus nerveux et irritables par tempérament.

La source Quicherat présente une grande analogie avec plusieurs sources minérales très fréquentées en France ; mais elle se rapproche surtout, comme comparaison, des eaux de Passy et de Cransac. Je crois pouvoir ajouter qu'elle présente sur Cransac l'avantage d'être à nos portes et de permettre aux malades les plaisirs et les distractions de la vie parisienne, et c'est là un énorme avantage, selon moi, pourvu que le malade raisonnable et docile sache ne pas en abuser. Quant à sa supériorité sur Passy, elle est incontestable. Ces eaux sont en effet très riches en sulfates de fer, d'alumine, de magnésie et de soude, à leur point d'émergence à la surface du sol ; mais, pour qu'elles soient supportées par les malades et livrées limpides à la consommation, on est obligé de les laisser séjourner pendant un ou deux mois dans des jattes de terre cuite, afin de les dépouiller de leur excès de sel de fer. Or, M. O. Henry a constaté que, après leur dépuration, ces eaux ne contenaient presqu'aucun indice de fer, et qu'elles étaient, par conséquent, privées par cette opération, de toutes leurs qualités ferrugineuses.

Les eaux d'Auteuil seront donc employées avec avantage dans l'anémie sous toutes ses formes, dans la chlorose, dans l'aménorrhée et la dysménorrhée, dans la convalescence des fièvres graves, continues ou intermittentes, et dans une foule de maladies nerveuses compliquées d'affaiblissement, ainsi que dans les affections atoniques de l'estomac et des intestins. Mais il est certains états morbides graves, très fréquents dans les grandes villes et spécialement à Paris, dans lesquels elles jouissent d'une incontestable activité : j'ai nommé le rachitisme et les affections strumeuses chez les enfants, la spermatorrhée et le catarrhe uréthral chronique chez l'homme et chez la femme, toutes les formes de catarrhes chroniques de l'utérus ou du conduit utéro-vaginal désignées sous le nom générique de *Flueurs blanches*. Dans ce dernier cas surtout, quand on est certain, par un examen au spéculum préalablement fait, qu'il n'existe aucune lésion organique sérieuse du côté des organes génitaux internes, on arrive à des résultats excellents avec une rapidité surprenante.

MODE D'ADMINISTRATION.

Les eaux d'Auteuil sont administrées en boissons, en bains et en douches.

1° *Boisson.* — On boit généralement l'eau ferrugineuse à la source pendant la matinée : on commence par un verre ou deux et on augmente la dose peu à peu selon les effets produits ; quand le traitement est fait d'une manière complète, le malade revient le soir faire à la source une nouvelle station. On peut ainsi arriver à *cinq* ou *six verres* d'eau minérale par jour. Il est bien entendu que ces eaux minérales ont besoin d'être *promenées*, c'est-à-dire qu'après les avoir bues on doit, autant que possible, marcher et prendre de l'exercice de manière à provoquer la chaleur et la moiteur de la peau. Si la digestion de l'eau est pénible, on y ajoute un peu de sirop ou quelques gouttes de lait. On la boit aussi aux repas, coupée avec du vin.

L'eau minérale d'Auteuil transportée se conserve fort bien pendant un temps très long ; elle constitue donc une boisson ferrugineuse excellente, pour les malades de Paris surtout, et pour tous ceux qui ne peuvent en aucune manière aller aux eaux. Inutile de dire qu'on l'emploie alors exactement comme à la source.

2° *Bains.* — On peut prendre à Auteuil deux espèces de bains ferrugineux : le bain tempéré à 32° centigrades environ, et le bain chaud proprement dit de 35 à 40° centigrades. Ce dernier bain est un moyen stimulant des plus énergiques qui doit toujours être employé, pour ne présenter aucun danger, sous la surveillance du médecin.

L'action des bains ferrugineux a donné lieu à bien des dissertations, eu égard à l'absorption des principes minéraux par la peau. Des hommes également recommandables par leur expérience et leur savoir, nient ou affirment la possibilité de cette absorption. Pour ma part, quand je songe que l'enveloppe cutanée varie en moyenne chez l'homme et chez la femme de 6 à 10 pieds carrés de superficie ; quand je songe à l'énorme surface que cette même enveloppe, plongée dans un liquide, à une température favorable à l'endosmose bien entendu, c'est-à-dire à une température inférieure à 30 ou 32° centigrades, présente à l'absorption ; quand je songe à l'immense réseau de vaisseaux capillaires qui circule sous l'épiderme, si prompt à se ramollir et à s'imbiber au contact des liquides ; quand je réfléchis à toutes ces choses, je suis bien près de croire à l'absorption des bains ferrugineux par la peau.

3° *Douches.* — L'administration des eaux d'Auteuil, en douches, a été rarement employée jusqu'à ce jour. Ces douches sont de force variable et générales ou locales. On a aussi, par la différence de l'élévation de température, des douches froides, tempérées et chaudes.

Tous ces moyens, agissant par percussion sur une partie du corps ou sur le corps tout entier, constituent une médication stimulante et perturbatrice des plus énergiques : les douches ascendantes vaginales, vulvaires ou rectales, jouent surtout un grand rôle dans le traitement des maladies des femmes.

ITINÉRAIRE DE PARIS A AUTEUIL.

Le chemin de la Cure, où est situé l'établissement, aboutit à la rue de l'Assomption, près du couvent du même nom.

Outre les voitures de place et de remise qui conduisent à la course ou à l'heure jusqu'au chemin de la Cure ou même jusqu'à l'établissement, on peut encore s'y rendre soit par le chemin de fer d'Auteuil (station de Passy), soit par l'omnibus d'Auteuil qui stationne place du Palais-Royal. (On a soin alors de se faire arrêter à la rue de l'Assomption.)

Par ces deux voies, on arrive à quelques minutes de la source, et des affiches vous indiquent alors la direction à prendre pour gagner l'établissement.

TABLE DES MATIÈRES.

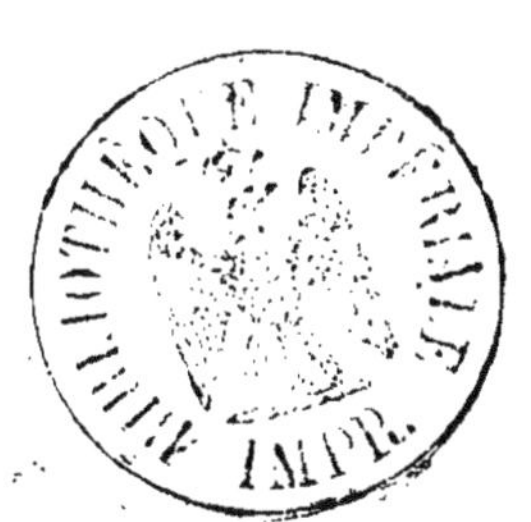

Paris.– Imprimerie **A. Appert**, passage du Caire, 56

24

SOURCE FERRUGINEUSE D'AUTEUIL

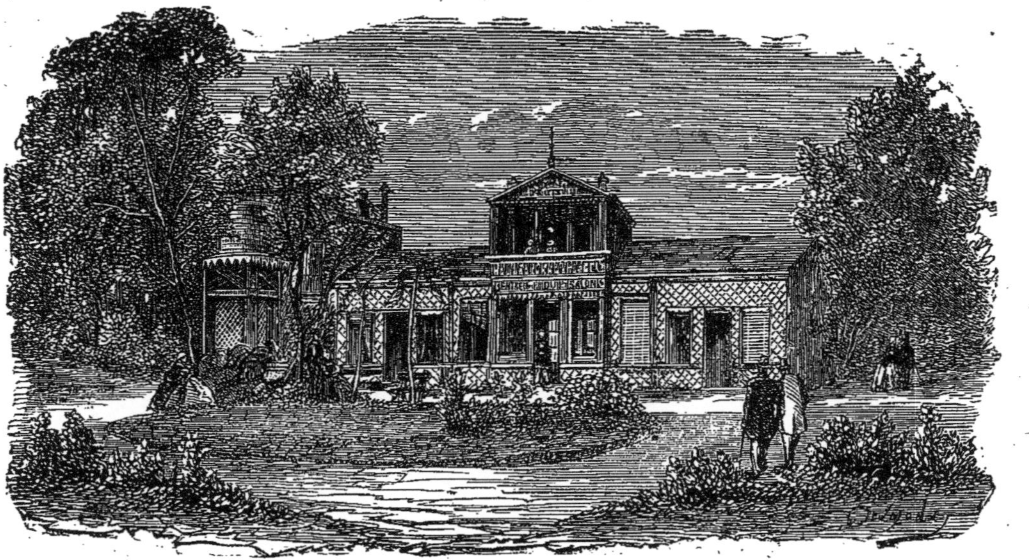

Chemin de la Cure, dans la rue de l'Assomption & près du Couvent,

A PARIS-AUTEUIL.

Paris. — Typ. A. APPERT, passage du Caire, 56.

www.ingramcontent.com/pod-product-compliance
Ingram Content Group UK Ltd.
Pitfield, Milton Keynes, MK11 3LW, UK
UKHW020407250726
13967UKWH00006B/2506